meu
eu
e outros
traumas

Editora Appris Ltda.
1.ª Edição - Copyright© 2023 do autor
Direitos de Edição Reservados à Editora Appris Ltda.

Nenhuma parte desta obra poderá ser utilizada indevidamente, sem estar de acordo com a Lei nº 9.610/98. Se incorreções forem encontradas, serão de exclusiva responsabilidade de seus organizadores. Foi realizado o Depósito Legal na Fundação Biblioteca Nacional, de acordo com as Leis nos 10.994, de 14/12/2004, e 12.192, de 14/01/2010.

Catalogação na Fonte
Elaborado por: Josefina A. S. Guedes
Bibliotecária CRB 9/870

G635m
2023
	Gonçalves Neto, José Umbelino
	    Meu eu e outros traumas / José Umbelino Gonçalves Neto. – 1. ed. – Curitiba : Appris, 2023.
	    93 p. ; 21 cm.
	
	    ISBN 978-65-250-5053-9
	
	    1. Ficção brasileira. 2. Violência. 3. Transtorno de Estresse Pós-Traumático. I. Título.
	
	                                                                 CDD – B869.3

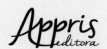

Editora e Livraria Appris Ltda.
Av. Manoel Ribas, 2265 – Mercês
Curitiba/PR – CEP: 80810-002
Tel. (41) 3156 - 4731
www.editoraappris.com.br

Printed in Brazil
Impresso no Brasil

Umbelino Neto

meu eu
e outros traumas

Appris
editora

FICHA TÉCNICA

EDITORIAL	Augusto Coelho
	Sara C. de Andrade Coelho
COMITÊ EDITORIAL	Marli Caetano
	Andréa Barbosa Gouveia (UFPR)
	Jacques de Lima Ferreira (UP)
	Marilda Aparecida Behrens (PUCPR)
	Ana El Achkar (UNIVERSO/RJ)
	Conrado Moreira Mendes (PUC-MG)
	Eliete Correia dos Santos (UEPB)
	Fabiano Santos (UERJ/IESP)
	Francinete Fernandes de Sousa (UEPB)
	Francisco Carlos Duarte (PUCPR)
	Francisco de Assis (Fiam-Faam, SP, Brasil)
	Juliana Reichert Assunção Tonelli (UEL)
	Maria Aparecida Barbosa (USP)
	Maria Helena Zamora (PUC-Rio)
	Maria Margarida de Andrade (Umack)
	Roque Ismael da Costa Güllich (UFFS)
	Toni Reis (UFPR)
	Valdomiro de Oliveira (UFPR)
	Valério Brusamolin (IFPR)
SUPERVISOR DA PRODUÇÃO	Renata Cristina Lopes Miccelli
PRODUÇÃO EDITORIAL	Miriam Gomes
REVISÃO	Cristiana Leal
DIAGRAMAÇÃO	Renata Cristina Lopes Miccelli
CAPA	Sheila Alves

AGRADECIMENTOS

Sou muito grato aos meus pais e a todos os amigos, amigas e amigues que, de forma genuína e gentil, cuidaram de mim e caminharam ao meu lado.

O meu olhar é nítido como um girassol...

(Alberto Caeiro)

PREFÁCIO

Antes de qualquer coisa, é preciso que se diga que este é um livro escrito por alguém que acreditou precisar de um mestre. Procurou com afeto, deferência e até devoção, mas, em seu caminhar, descobriu que não precisava de um. Encontrou em si seu mestre, em sua sensibilidade, dor e inspiração. Trata-se de um livro para pessoas com coragem e sensibilidade. Coragem para entrar em contato com seu Eu e se sensibilizar com a formação que lhe deu origem.

Meu Eu e Outros Traumas permite um mergulho em uma jornada poética que explora os territórios mais íntimos da alma humana, revelando a beleza e a resiliência que emergem de experiências traumáticas.

A poesia sempre serviu como um refúgio para a expressão de dores mais profundas e alegrias mais efêmeras. Neste livro, o(a) leitor(a) é convidado(a) a acompanhar o autor em uma exploração corajosa e comovente desses abismos emocionais. Cada verso é uma ponte que conecta ao universo interior, em que cicatrizes se transformam em palavras e há espaço e voz para os traumas.

Meu Eu e Outros Traumas é uma obra feita de pedaços, de momentos, de lembranças, de repetições, de transformações. Por meio da poesia, convida a testemunhar e compartilhar a dor, a angústia e a fragilidade que residem em cada um de nós. Essas palavras são uma celebração do poder terapêutico da arte, um lembrete de que a expressão artística pode nos ajudar a encontrar redenção e esperança mesmo nos momentos mais sombrios.

Ao longo do livro, é possível encontrar temas universais, como a perda, o abandono, a traição e a solidão. Por meio de metáforas e imagens poéticas, se desvenda a complexidade das emoções e se busca compreender as múltiplas camadas que compõem nossa identidade. Cada poema é um fragmento da jornada de autocura, uma luz que guia, provoca e atormenta em direção à renovação.

Deixando a infância para trás, mas sem esquecê-la, reconhecendo a marca de suas dores e aprendizado, o autor permite que a esperança apareça em seus versos. Por meio da escrita, encontra força para nos reconciliar feridas e aprender a transformar traumas em pontos de partida para o crescimento pessoal. É na vulnerabilidade da poesia que encontra um refúgio, um espaço sagrado em que as cicatrizes se tornam seu espaço, seu grito de dor e liberdade.

Convido o(a) leitor(a) a ler cada poema se buscando — tal qual o autor em tantos deles —, permitindo-se sentir cada palavra e refletir sobre suas experiências pessoais. Que cada linha seja um convite para olhar para dentro de si, para abraçar suas feridas e jornada de autodescoberta!

Que a poesia de *Meu Eu e Outros Traumas* seja um eco de sua própria jornada de cura, um lembrete de que, mesmo nas profundezas da dor, beleza, resiliência e esperança podem florescer.

Que se torne seu próprio Mestre!

Renato Almeida Molina
É, dentre outras coisas, alguém que acompanha, admira e respeita profundamente a história do autor.

APRESENTAÇÃO

quando eu escrevo
não escrevo pra ninguém
não escrevo pra você
nem pra ela nem pra ele
não dou indiretas
não faço dedicatórias

quando eu escrevo
é pra falar de uma coisa que me acontece
ou de algo que ocorreu

sim, bem pode ser sobre uma experiência contigo
boa ou ruim
ou sobre algo que você me disse
ou que outros disseram e eu ouvi
mas não vai ser sobre você
nem sobre mim

quando eu escrevo, escrevo pelo jogo:
encaixar palavras
de um certo jeito diverso
pra sentir como elas se equilibram em mim
ou pra deliciosamente ver
como elas te

                              des
                                    equilibram...
quando eu escrevo, escrevo pelo experimento

o que me acontece vai mudar ao se transmutar em texto?
o que você não me dirá quando o ler e me ver?
iremos nos olhar de um outro jeito, incerto, diverso?

quando eu escrevo, escrevo pela perda de tempo

eu deveria estar trabalhando...
mas estou aqui brincando com a página
Pessoando com ela fingidos sentimentos e falsas impressões

quando eu escrevo...

estava eu pensando em você?
ou seria em outra pessoa?
talvez em mim mesmo?
em ninguém talvez...
ou em todos nós

como não sei pintar
escrevo o que vejo
se, no que descrevo,
você se vê,
é porque nós estamos olhando pro mesmo lado
ou um pro outro
e, se for assim,
que nesse encontro possamos sorrir

SUMÁRIO

Olhar para trás 13
Eu sou aquela criança 14
Com meus olhos molhados 15
Espelho 17
Uma rosa triste 18
Terra a vista 19
Cadê a rosa? 23
Um estranho problema de repetição 24
Por tudo aquilo que eu já não sou mais 26
Reticente 27
Seus restos e o que eu faço 28
O mestre está sozinho 30
Os girassóis já morreram 31
Estupor 32
Agora eu sei 33
Olhar pra trás 34
Olha quanta força que eu faço 36
Bambo entre o abismo e o penhasco 38
Sempre chovem 40
Já não sei mais
se eu vou hoje na terapia... 42
Doze lições de neurose 45
No meio do caminho tinha uma cobra... 46
Foi Exu quem te levou 47
Ainda me assusta o tanto de cicatrizes
que levo no corpo 49
Shadowboxing 51
Versos e versões 52

Ritual para o despertar de Narciso 56
Olhar para si mesmo 60
Quem irá amar Narciso? 61
Vice-versa 65
A praga sobre a praga 66
Paredes pintadas 71
O meu olhar é embaçado como o que eu digo 72
Reticências 74
Me despeço do meu velho irmão cínico 84
O seu passado te consagra 91

Olhar para trás

olhar para trás
nossa história se reconta a cada nova experiência
encontros, atropelos, sorrisos ou mal-entendidos...
e o passado se remonta
às vezes com desprezo
às vezes com desvelo e desejo

às vezes eu vejo que olhar para trás não passa de uma miragem.

Eu sou aquela criança

eu sou aquela criança chorando
por ter caído duzentas vezes da bicicleta sem rodinha
tentando aprender sozinha
sem ajuda de ninguém
a pedalar por conta própria

eu sou aquela criança sozinha
chorando de raiva
sem nunca nem pensar em desistir

eu sou a criança que andou por conta própria
sem nunca desistir

eu sou aquela criança sozinha chorando de raiva sem nunca desistir

eu sou aquela criança

Com meus olhos molhados

com meus olhos molhados
a tua imagem eu reguei
todo o meu rosto se contorceu
tão intenso eu chorei
mas não doeu
foi de tanto te querer bem

quando você se quebrou
eu estava lá
quando todos os cacos você juntou
eu te acompanhei
você seguiu o seu caminho
e eu também

com meus olhos molhados
a tua imagem eu reguei
muito mais de uma vez

meu amor aqui de longe
não morreu
mesmo de longe
não morreu
mesmo de longe
não morreu
mesmo de longe

só se transformou
com meus olhos molhados
só se transformou

seguimos família
eu e você

Espelho

Há muito tempo, sim, que não te escrevo.
Ficaram velhas todas as notícias.
Eu mesmo envelheci: Olha, em relevo,
estes sinais em mim, não das carícias
tão leves que fazias no meu rosto:
são golpes, são espinhos, são lembranças da vida a
teu menino...
                      (Carlos Drummond de Andrade)

te escrevi agora, pois não, não foi nem ontem!
as notícias todas, novas ficaram.
fecha os olhos, vê: sob a pele tu mesma rejuvenesceu.
estes sinais em ti, sim, dos golpes
no teu rosto, que fazias tão pesados:
eram carícias, eram pétalas, eram atos da morte à tua anciã...

à Sulegña
20.06.2013

Uma rosa triste

no meu álbum de fotos
eu te guardo com carinho
toda rosa tem seus espinhos
os seus cortam
mas não têm veneno
eu sei
porque eu já me feri contigo

doeu? sim
eu me machuquei
mas não me intoxiquei
a seiva que corre pelas tuas veias
sempre foi doce

ainda assim a porta do nosso jardim foi fechada
sim, por mim...
mas não guardo mágoas
você foi só uma rosa triste
crescida toda armada
num jardim esquecido

Terra a vista

I
solidão impera e o mar é revolto
ondas passam e batem sem dó
o casco é grosso
mas a tripulação balança
destemidos sim
mas não loucos

o silêncio é solícito
solidão impera e o mar se cala
tudo não passa de horizonte
o céu escuro é bússola
brilham a Lua e as estrelas

meu contramestre quebra o silêncio com um suspiro pesado
eu respiro seu desassossego
e acendo para nós um cigarro
trago minha cabeça de volta pro convés
eu lhe digo então:

uma das coisas que mais me doem é sentir solidão
e cá estamos nós atravessando o oceano
buscando no horizonte um novo lar...
tem mesmo uma casa nos esperando do outro lado?

sim, meu irmão, não temos medo de tentar
não temos medo de falhar
para navegar novos mares é preciso saber voltar
e saber voltar a ser criança
mais uma vez

é preciso enfrentar o medo de se sentir patético
e saber qual é a força de se permitir ser tosco
por voltar a ser simples e comer pouco,
racionar água e deixar de lado o velho conforto
até poder avistar o novo horizonte
e quando avistado
enfrentar um novo medo
pois que pra chegar num novo porto
é preciso enfrentar o medo de lá pisar
serão eles hostis ou hospitaleiros?
e mesmo se bons senhores são
difícil é também chegar num novo porto e não ser ninguém
difícil é também se habituar ao desassossego de não ser ninguém
só encontra nova casa
quem recebe o desconforto que é ser forasteiro

e o contramestre grita
terra a vista!

II
o novo porto rende pouco
o sol embrasa e a saudade aperta

meu contramestre é marinheiro de longa data
se aproxima de mim e me alimenta com suas palavras

tô te vendo aí chorando
o coração apertado
sozinho, calado
os olhos tão molhados
feito rios cansados de correr

cadê o teu sorriso?
ficou lá na velha praia?
você foi buscar o seu destino
e achou
morreu faz tempo aquele marujinho
agora eu falo com meu capitão
homem feito
cheio de história e de cicatrizes
e todo esse novo povoado aqui vê como maneja com a mesma pegada
e dignidade
tanto a vassoura quanto a espada
que é vaidoso como um pavão
mas sabe deixar isso de lado
quando lhe colocam uma enxada na mão

o soldo hoje agora é pouco, eu sei
esse não é o nosso primeiro novo começo
por tantos portos eu com você já passei
por isso eu lhe agradeço seu simples copo d'água

e lhe agradeço sua dosezinha de cachaça
e lhe agradeço essa pequena banda de limão
porque eu vejo e eu sinto
como são ofertados de coração e com todo o respeito

minha barba é mais longa
meus cabelos são mais grisalhos
mas com você eu falo
de navegante para navegante
com você eu falo
de irmão para irmão
nesse mar salgado juntos navegamos
só que o navio é seu, você é o capitão
e por você na minha vida eu também sou grato
porque eu também recebo e sinto a sua gratidão
você é um daqueles que dá gosto
de lutar ao lado

a nova terra é dura, mas é benquista...

Cadê a rosa?

sentindo um vazio qualquer
sem o nome de ninguém
querendo só
o contato de alguém
lembrando de um passado acompanhado
mas também vazio

do que adianta andar sozinho?
o meu peito dói do mesmo jeito

cadê você?
pra me enxergar
cadê você?
pra poder me ver

quero sentir seu ventre tocar o meu
em cima dessa cama macia
que eu preparei tão bem
pro nosso cheiro se misturar
pelos lençóis

dói dói
um coração sozinho dói
cadê a rosa?
vem
pois eu entendo os seus espinhos

Um estranho problema de repetição

Um estranho problema de repetição é se ver outro nos mesmos lugares e situações
É se ver estranho às coisas ao redor que antes eram tão comuns
E então pouco se suporta:
É difícil aceitar o mundo parado enquanto você... em pleno movimento

Repetição de falas, repetição de caras, repetição de fatos
Mas que não mais ressoam em você, simplesmente passam e quase matam...
De tédio
Tédio, então cansaço, então enfado, então sono...

E você vibrando fortemente em outro tom
Afinado com outras vozes
Vendo outras coisas naquelas mesmas coisas ainda as mesmas!

Olho pro teto
Procuro uma saída
Olho pros lados
Não vejo uma opção
Finjo que ouço
Me ponho civilizado...

Quando de fato o que eu queria era mandar tudo pra merda!
Ou seja, tudo pro seu devido lugar
Esse passado não passa da merda que você caga e descarga
Lava as mãos e então vai embora

Ir embora, sempre indo, não parando
E você vai sempre se fazendo
Estranho aos mesmíssimos mesmos
Nesse estranho problema de repetição...

Por tudo aquilo que eu já não sou mais

a vergonha me mastiga
absorvi coisas que não me cabiam
mentiras sobre quem eu seria

acreditei
por aprender que era o certo a se fazer
mas não mais
não mais
já caminhei demais
olho pra trás
e vejo um horizonte tão diferente
um horizonte passado
tão diferente daquele do começo
um passado tão distante

minha história, essa estrada é única
preciso me lembrar:
percorri tantas páginas
já não sou mais o mesmo personagem do primeiro capítulo

por tudo de ruim que deixei pra trás
por tudo aquilo que eu já não sou mais
que no presente eu possa olhar
pra quem eu sou
e me orgulhar...

Reticente

...
O silêncio...
...a fala em potência.
Ouvir na reticência
o dizer no que não se diz.

Ouve o meu silêncio!
Atenta ao que não te digo!
Decifra quando paro e me calo!
Veja:
É porque tenho ouvidos
já cansados...

Das tuas palavras em excesso
Das tuas palavras em excesso repetidas
Das tuas palavras em excesso repetidas prolixas
Das tuas palavras em excesso repetidas prolixas vazias
... cheias de ti.

Seus restos e o que eu faço

ainda encontro pedaços de você
espalhados
escondidos em lugares esquecidos
e quando com seus restos
eu me deparo
fico me perguntando sobre como
você ainda sobra
e reflito como eu vou
mais uma vez
te destruir

cada grão de poeira que você deixou
cada risco
cada traço
cada caco
cada mínima marca
eu faço questão de limpar
desinfetar minha casa

meu peito é o lugar
onde nunca mais alguém como você
vai fazer morada

o que era seu
o fogo comeu
suas cinzas
eu dejetei
pelo ralo da privada

e vou repetir esse exorcismo
quantas vezes for preciso

O mestre está sozinho

O mestre está sozinho.
Não espera que o levem pela mão,
Mas sequer tem quem lhe aponte o caminho.

Mestre e principiante caminham primeiro com aquele à frente deste.
Depois, lado a lado.
Depois, o mestre deixa de ser mestre e o principiante deixa de ser principiante.
Então, ainda que em companhia, passam a caminhar solitários.

Adiante, o caminhante solitário há de encontrar outro mestre.
Caminharão... este à frente daquele.
Caminharão juntos...
Até caminharem sozinhos.

Os girassóis já morreram

os girassóis já morreram
já não mais giram
e o sol segue de leste a oeste

as sementes se espalharam pelo chão
e a chuva um dia vem

antes de morrer
semearam
e a chuva um dia vem

os girassóis já morreram
já não mais giram
e o sol segue de leste a oeste

as sementes se espalharam pelo chão
e a chuva um dia vem

antes de morrer
semearam
e a chuva um dia vem

viverão

Estupor

Você sabe:
Não estou imune a seus efeitos:
Brinquedos pútridos cheirando a gala

Há tanto tempo que eu trafego
Com essas blindagens grossas feitas de não:
("Não há mal nenhum"; "Não passa de uma brincadeira"; "Não estou te usando")
Não preciso de ajuda

Há tanto peso que eu desprezo:
O teu estupro sobre minha pequena boca
(Reforçada a calar, afinal, é feio falar de boca cheia...)
E o meu estupor sob minhas largas retinas serradas
Vertendo hemorragia sob minhas pálpebras em comportas cerradas

O que me deixou por tantos anos largado
Alargado tateando solo uma solução:
A dissolução dos teus efeitos, do que trafego e do que desprezo.
E eu sei:
Você não está imune à minha causa.
Você sabe e eu sei.

Agora eu sei

agora eu sei
que tudo de ruim que eu passei
trouxe um monte de coisa
pra eu aprender

o que tinha de errado em ter sido criança?
por que me culpar pela minha inocência?
não é justo cobrar
o que eu não sabia

chegou o dia
de abrir os olhos
e enxergar que o meu espelho
todo dia
reflete uma história muito foda

Olhar pra trás

eu disse lá atrás:
"Nossa história se reconta a cada nova experiência. Encontros, atropelos, sorrisos ou mal-entendidos... E o passado se remonta, às vezes com desprezo, às vezes com desvelo e desejo. Às vezes eu vejo que olhar para trás não passa de uma miragem."

olhar pra trás o tempo todo nos impede de ver o todo
cansei de olhar pra trás
meu pescoço já dói
e me faz perder a paisagem do caminho hoje
e me faz me desnortear

hoje eu só quero olhar pro meu belo horizonte lindo
minhas raízes barrocas, meus morros de altos e baixos
com Arte de cima abaixo, sol na cara, vento frio
ouro, minas, amigos, cidades de seres divinos
pedras moldáveis, sabão, cheiro bão
pão de queijo, caldo de cana, pé de moleque
feijoada, feijão tropeiro, torresmo, biscoito de polvilho
tudo feito no lume da lenha e da boa fumaça
lareira que na noite aquece a casa

olhar pra trás assim eu quero
meu passado me consagra
minhas raízes barrocas

minha primeira casa
ainda mais agora que eu posso
macaco velho tomar uma
velha e boa e suave e cheirosa
caninha destilada

Olha quanta força que eu faço

olha quanta força que eu faço
pra não me ver sozinho
um eterno estranho no ninho
vagando semialeatório pelo espaço

eu me desfaço, me dispo e me despeço
seminu, semicru, semiológico me despedaço
em ilogicidades
que se não fosse esse poço no peito
eu não as faria

mas foda-se
porque eu sei que de um jeito ou de outro
e de outras formas eu já fazia
foda-se porque eu carrego um Sol atrás dos olhos
iluminando muitas gravitações

vai ver o meu vagar não é tão à toa assim
e talvez tudo gire com algum sentido
e quem sabe tudo não passe
de só um perpétuo vai e vem

mas aí eu me pergunto se essa rota
tão torta
se é eu indo ou voltando

se esse caminho é um rumo
ao horizonte ou um beco sem saída
se é uma estrada no prumo
da ida ou da volta

só
sozinho e confuso

Bambo entre o abismo e o penhasco

ser homem pra mim hoje é abraçar o medo
de andar sobre uma corda bamba

de um lado o abismo do masculino
que berra lá de baixo
grosso, irônico e com um monstruoso desgosto
sentenciando
que eu não sou homem
que eu não sei ser homem
e que eu devo ser homem
muito homem, super homem
muito mais macho do que muito homem

e do outro lado o penhasco do feminino
um desfiladeiro estreito
cheio de pedrinhas soltas e espinhos
e onde eu sempre tropeço e caio
num altíssimo e abissal cancelamento
se eu não atender às maiorais
e totais
espectadoras
com as suas colossais e agudas
expectativas
sempre me repetindo e repetindo e repetindo
num sussurrado raivoso no ouvido

me lembrando e surrando e dizendo
que eu não sei ser homem
que eu não sou mulher
e que eu devia ser como uma mulher
mas que eu jamais serei

e mesmo se eu passo bambo dessa corda
os dois gigantes se levantam
dividem a corda ao meio
e cada um de um lado pega
os meus dois braços, amarram os meus pulsos
me esticando em crucifixo
e ambos tão certos e supremos de si
me olham nos olhos e sorriem pra mim
e na maior e mais crua tranquilidade
naquela paz daqueles que têm certeza
me estraçalham no meio

e eu mesmo partido sobrevivo
a essa partilha
mas assim eu sigo
sem saber ser nem como não ser
o que eles querem nem o que não querem
nem um nem outro
parto
nem meio vivo nem meio morto
bambo entre o abismo e o penhasco

Sempre chovem

os olhos sempre chovem
naqueles que escolheram
seguir o caminho eremita
dos heréticos
dos herméticos
e dos que não praticam hipocrisias

os olhos sempre chovem
quando a gente mostra na pele
quem a gente quer ser
e se dispõe pagar o preço
do isolamento
pra sentir conectar-se muito mais
a si

e você me coloca aqui
minha própria juíza
meu próprio juízo
minha própria ousadia
meu próprio laço
meu próprio passo
minha própria harmonia

os olhos sempre chovem

vou vendo que vida de sentir tudo muito e mais um pouco
é assim
os olhos sempre chovem

vida de chuva
sopa requentada
e de cama fria
vida de vaia
vida de sentir a casa vazia
preenchida pelos medos
chamados, sussurros
segredos
ecoando o desprezo
ecoando o desprezo
ecoando
o estranhamento alheio
e os meus olhos escoando

os olhos sempre chovem

**Já não sei mais
se eu vou hoje na terapia...**

e eu acordo
já não sei mais se eu vou hoje na terapia...
mas vou
e então
minha terapeuta me dá um soco no estômago
bem de repente
me curvo de dor e de falta de ar
fico tentando entender
se isso é uma metáfora
ou se é pra ser literal
daí tomei outro na lateral
da cara
já bem molhada
de sangue e de lágrimas
e eu dei risada
sem acreditar

e eu acordo
já não sei mais se eu vou hoje na terapia...
mas vou
e então
levo pra terapeuta esse sonho absurdo
que terminou bem na hora
que eu tinha entendido não sei o quê

e pra eu ficar ainda mais confuso
ela se levanta e diz pra eu fechar os olhos
e respirar bem fundo

então me dá um tapa tão forte
que na mesma hora
eu acordei de novo
caindo da cama

chego nela de novo
hoje é dia de ir na terapia
que porra é essa, doutora?!
porque eu tô sonhando que eu tô sonhando?
e ainda sonhando tomando uma surra sua?!

e ela me responde pulando pra cima
me agarrando pelo pescoço

como é que essas mãos tão finas
conseguem ter tanta força?
tô perdendo o chão
visão ficando escura
ela me olha serena
e me esganando todo torto
veja, ela diz, esse é o pior jeito pra se matar uma galinha...
prestes quase a desmaiar
eu me pergunto
se isso é outro sonho
ou se a galinha da terapeuta vai mesmo me matar

que porra é essa, doutora?
eu penso
quando é que esse pesadelo vai ter fim?
e ela me responde me jogando pela janela
e eu vejo meu corpo sentado na poltrona
enquanto eu me esbagaço na calçada

acordei
caído na frente da porta de casa
já não sei mais se eu vou hoje na terapia...
eu penso
mas vou...

Doze lições de neurose

Lição n.1:
Quanto mais você "sabe", mais você imagina.
Lição n.2:
Quanto mais você imagina, menos você sabe.
Lição n.3:
Quanto mais controla, menos tem controle.
Lição n.4:
Quanto menos controla, mais tem controle.
Lição n.5:
Quanto mais se afirma, mais se nega.
Lição n.6:
Quanto mais você nega, mais se entrega.
Lição n.7:
Todos NÃO estão olhando para você.
Lição n.8:
Você é que está olhando, não há nada escrito na sua cara.
Lição n.9:
Você bem que gostaria, mas não, você não tem telepatia.
Lição n.10:
Pode se aliviar, os outros também não têm telepatia.
Lição n.11:
Tenha certeza de que essa sua certeza é mera suposição.
Lição n.12:
Essa suposição apenas se arriscando se prova, ou não.

No meio do caminho tinha uma cobra...

Você respira fundo
e se aproxima.
Então a vê:
aquela cobra...
no meio do caminho...
era só...
nada mais que...
um galho morto.

Foi Exu quem te levou

eu convulsivei cantando em latim
clamando pros anjos
arrancar você de mim
e você não queria sair
cravou os seus dentes
no meu travesseiro
me fez visita de noite
nos meus pesadelos
e eu acordava bem na hora
que ia te matar

não
não adianta chorar
seus gritos exagerados
seguindo seu silêncio frio
não funcionam comigo
isso é coisa pra menino
só funciona com amadores
eu não
eu sou um velho marinheiro
muito bem temperado
e com muita preguiça
desse teu desesperado vazio

sai
sai daqui
eu já te enxerguei muito bem
por trás dessa máscara...

tudo o que você me deu
apodreceu, já se quebrou ou enferrujou
e aquilo que sobrou sem mofar
como aquelas suas cartas de amor
encontrou as chamas do meu candeeiro
suas lembrancinhas se contorceram
enquanto as labaredas as levavam
e eu rezava repetindo
um exorcismo

sai
sai daqui
eu já te enxerguei muito bem
por trás dessa máscara...

foi
você já se foi
e foi Exu quem te levou

**Ainda me assusta o tanto de cicatrizes
que levo no corpo**

ainda me assusta o tanto de cicatrizes que levo no corpo
é quando eu vejo o quanto eu já me machuquei
parece até que eu sou feito de um vidro
de um vidro bem grosso
a pele lascada
que sempre derruba
alguns cacos de mim
a cada pancada

eu me olho assim e pareço um boneco torto
rachado todo
um quebra-cabeça esquisito
eu olho pra trás e vejo que logo atrás
deixei atrás de mim
um monte de cacos

então eu me assusto: "Caralho, eu não via que tava assim
tão quebrado!"
sim, e eu não sou mais criança
e esses cacos
sou eu quem vai ter que juntar

só resta então fazer o caminho de volta
caco

a
caco
catando estas migalhas de vidro
algumas delas descobrindo que tava ali
pisando, rasgando os pés
o caminho de vermelho carimbando
pra depois vir mamãe mandar lavar
não quer ver mancha no tapete da sala de visitas

e eu ando
ando feito João e Maria,
no entanto,
sozinho,
um sem o outro.

E não adianta chorar.

Shadowboxing

não vale a peia
eu me bater contigo
é disputar meu cinturão
com um saco de areia

não vale o desgaste
eu me bater contigo
é disputar meu cinturão
com a sombra deste craque

você não é nada
a não ser uma sombra lançada
perseguindo minha pisada
enquanto eu brilho com o sol da estrada
tu mesmo é que se coloca atrás
tu se faz poeira que eu levanto e que passa

eu nada disputo
eu apenas danço

Versos e versões

vou te ensinar uma magia de visão
magia de visão do Eu
poder reflexivo,
do espelho, espelho meu
é o poder de cada um
pra ver dentro de si
a verdade de cada um
e assim desfazer as versões da verdade
que cada um só quer ver
e aumentar a tua força de encarar
o que tu pouco suporta enxergar
vamos lá
vela acesa, é meia noite

você vai enxergar-se... vividamente enxergar-se...
em pleno meio-dia
abrir todas as janelas e parar
arrancar todas as roupas e capas
e se olhar diante do espelho limpo, nudez
encarando a própria cara,
sem submissão e sem altivez
para você enxergar o seu próprio tamanho
você se ver do tamanho que você é

ninguém contou ainda, mas foi essa a magia que o Pinóquio fez

quando percebeu que ser criança era apenas o primeiro passo para ser humano
isso foi na noite que o velho Gepeto morreu, a casa em penumbra
apenas iluminada pelas velas em candelabros e uma lareira muito pequena, da qual seu pai nunca deixava ele chegar muito perto
e esse menino de não se sabe mais quantos anos
agora estava sozinho no mundo...
foi o dia que ele viu que estava precisando ser alguém na vida
a fada madrinha tinha se aposentado ou morrido e nunca mais voltou de Arcádia
então aquele antigo marionete chorou
chorou de uivar, se contorcer e se arranhar todo
caído abraçando as pernas, sendo pela primeira vez o feto que ele nunca foi
o pequeno sentia como farpas vertendo pelos olhos
como se seu cérebro e coração ainda fossem feitos de madeira
e o pobre Pinóquio se viu no espelho
os olhos vermelhos, o rosto todo contraído
"POR QUE AQUELE VELHO ME DEIXOU SOZINHO?!"
"POR QUE ELE FEZ ISSO COMIGO?!"
"E TU, FADA MALDITA?! VAI ME ABANDONAR LOGO AGORA QUANDO EU MAIS PRECISO?!"
e Pinóquio se olhou no espelho, pela primeira vez com nitidez
como se o espelho antes tivesse todo manchado e agora alguém tivesse polido
e ele se viu
e viu que seu corpo era macio e liso,
mas, por cima de seu rosto, as lágrimas quentes e o calor do rosto ardente em revolta faziam derreter uma cera

o menino então viu:
que seu couro humano era coberto por uma máscara
a magia da fada havia enganado a todos
ele só havia sido transformado de um boneco de madeira em um boneco de cera
e agora ele finalmente entendia porque seu pai Gepeto a cada dia, naturalmente, envelhecia
enquanto ele continuava uma perpétua criança
cheio de medos, cheio de manias
cheio de birras, cheio de fofurinhas
sem pelos na cara, nem no corpo, nem nas partes
diferente de seu pai, homem feito e já então se desfazendo pela ação do tempo
que, inclusive, por ser homem, fedia quando não se banhava
enquanto ele, menino, continuava sempre com um bom cheirinho
sempre energizado, sempre brilhando, sempre pra lá e pra cá
como uma vela acesa

para enxergar-se assim é preciso ter olhos
os próprios olhos
e a coragem visceral de um animal completamente encurralado.
quando bota pra fora e diz pros outros,
a verdade de cada um é apenas um desejo...
o desejo de que os outros enxerguem como você enxerga.

e assim a vida segue...
cada um com seus próprios versos,
cada um com suas próprias versões.

e assim seguimos,
apenas bastando seguir
um dia de cada vez...

Ritual para o despertar de Narciso

Farol da Solidão tu ilumina e atrai os amantes,
mas quanto mais perto de ti chegamos
mais tu é dos olhos ofuscante
chega!
agora quero tua luz em minha nuca
a fazer meu rosto um bloco de sombra
não quero nenhum subordinado a notar meus olhos
molhados e vermelhos
mesmo que eu ande frio e seco
ao pensar no que se passou...

não quero qualquer brilho em minha face
assim as águas do meu peito
podem cair da nascente ao convés em segredo
o que se passa aqui passo só,
pois o topo de onde mando é alto
e o ser comandante é um ser solitário...

oh Farol apaixonante
eu te vejo de longe no horizonte do passado
pintado pelas memórias dentro do meu crânio
no meu tronco a maré sobe
e fechados meus olhos te miram marejados

meu contramestre pergunta:

"meu capitão, o que se passa?"
fecho as comportas da cara e respondo
com um minuto de silêncio...
a missão fora um sucesso
executada precisamente em noite de Lua Cheia
em terra caçamos e capturamos Eros
num baú de vidro levamos suas asas
e num alforje de veludo escondemos seu coração de diamante

ele voejava como um beija-flor
pra lá e pra cá caçando os beijantes
montamos arapuca no Farol da dor
dançando alegres como eternos amantes

Eros se aproximou curioso
e um dos encarregados saltou atrás de repente
desceu-lhe a espada na nuca, golpe rápido e silente
de uma arma única que nos fora dada por Afrodite
e todos vimos sua cabecinha assustada rolar pelo chão

cirúrgicos fizemos a cisão das asas
e com uma peixeira extraímos o coração
então abrimos uma fogueira com um óleo dado por Atena
para o corpo sagrado do menino retornar ao Olimpo, sublimado,
neste sombrio e estratégico ritual de cremação
e então zarpamos de imediato, antes da meia noite

o resultado desse feitiço foi rápido e preciso:

em um lugar esquecido
Narciso acordou meio morto e meio vivo
e lá no fundo daquele poço
pressentiu que seu inimigo
Eros
perecera pelas mãos de outrem
e ninguém saberá se lá
mergulhado em si mesmo
ninguém saberá se Narciso chorou ou se sorriu

o que se viu, porém, em seguida
foi ele ver o brilho da Lua lá no alto
e começou a nadar em direção à luz para fora do poço
e daquele buraco sombrio Narciso saiu
olhou para atrás e da beira olhou novamente o seu reflexo...
só que dessa vez Narciso se enxergou
e viu seu corpo putrefato, despedaçado, cinza e horroroso
Narciso enxergou como não passava de um vivo morto
o rosto torto e inchado
coberto todo de lama e de lodo
pensou em mergulhar e se amar de novo
mas só conseguiu sair correndo
tentando entender quem era

meu imediato pergunta novamente:
"meu comandante, pra onde destinaremos?"

enxuguei as lágrimas e resoluto, respondi:
a missão dada por Atena foi cumprida

Eros foi para o saco
Narciso foi despertado
a aventura foi um sucesso
nosso prêmio foi garantido

agora temos as mais velozes asas
agora nosso coração é quente como um corisco
e agora é voltar pra casa
e deixar pra trás o que foi destruído

Afrodite foi vingada
agora voltamos pra casa
hoje é dia de ir além

Afrodite foi vingada
Atena foi reconhecida
não navegamos ao acaso
agora voltamos pra casa

Atena e Afrodite fizeram as pazes
não navegamos ao acaso
agora voltamos pra casa

Olhar para si mesmo

A pele é opaca
(só descobrimos o vermelho embaixo entre um corte e um choro),
Mas é tão constantemente vista,
Tão continuamente pegada,
Por si mesma direto sem parar,
Que se embaça,
Esfumaça
E some.
Não conseguimos mais nos ver.

Alguém a nós nos aponta.
A pele ganha contorno,
Forma que ganha forma,
Tinta, traços, preenchimento, quadro.
E olhar para si mesmo
É olhar de fora.

Quem irá amar Narciso?

Narciso acordou e saiu do seu poço escuro
chora, Narciso, lágrimas secas
reclama da dor e sangra
pois nunca se viu tal proeza:
um animal tão altivo baixar a cabeça

quem irá amar Narciso?
quem vai suportar as suas birras?
e entender que parece homem
mas é criança ainda
que ainda não aprendeu a sentir quem é

quem irá amar este que ninguém aguenta?
a não ser a criança trouxa solitária e deslumbrada
que se encanta com a máscara de confiança
empostada pela eterna criança
chamada Narciso

quem terá a paciência com esse bebê gigante?
movido e guiado pela régua do próprio umbigo
que mesmo após tanto tempo ainda conecta
um longo e velho cordão umbilical
ligado a uma velha que não o alimenta

quem irá amar esse campeão em tudo?
quem vai se aproximar desse príncipe?
quem vai abraçar como um igual esse líder?
quem terá a generosidade moral
de compreender o ponto de vista e os sentimentos desse rei?
um reizinho que pintou e bordou
e no final se fudeu completamente
e foi parar no fundo do poço
absolutamente míope e teimoso
que faz uma raiva e uma frustração sem tamanho
àqueles que dele dependem
que quer e vocifera
para ser tratado como adulto
quando na verdade não suporta
o peso de qualquer responsabilidade

quem terá o vigor para carregar a culpa pesada
que Narciso se recusa a carregar?
e quem lhe saberá ensinar
num passo a passo, a ter mais força?

quem vai enxergar
que por trás de tanta pompa e personalidade
há uma criança pequena e frágil
que reage à dor, à mínima e qualquer dor
como se fosse uma letal ameaça
sentindo-se encurralada mesmo estando em campo aberto
e para não sentir dor... ataca
como uma fera desesperada

quem irá amar Narciso?
quem irá o amar?
quem irá o amar depois que conhecer quem ele é?
quem?
quem irá amar essa criatura desgraçada de tão egoísta?
quem terá a fortaleza de manejar as suas criancices e mentiras?
respostas falsas por falta de coragem em se enxergar
como a criança que é com toda a sua vulnerabilidade

quem terá a sagacidade para o enxergar?
e a firmeza para não tolerar suas constantes tentativas de manipulação
manobrando palavras, alterando memórias, mobilizando ação
na direção do medo, da culpa, da vergonha
ou da comiseração

e diante de tudo isso
quem terá a suavidade e bom humor
para direcionar tão frágil flor
para fora de si mesmo...

quem terá a doçura de se colocar no lugar dele?
e por alguns momentos se ver como uma criança assustada
tentando frustradamente ser ela mesma
num mundo que não a aceita
e que a deixa sozinha e abandonada

quem terá a genuína curiosidade
de saber quem foram os pais de Narciso
e como criaram essa flor que só era aceita
quando se mostrava perfeita
como se o ano inteiro fosse obrigado a ser Primavera

quem verá que foi uma criança deixada
uma criança sozinha e abandonada
sempre tratada como muralha
e assim nunca aprendeu
a olhar a si mesma com um genuíno ponto de vista
embora seja apaixonada pelo que olha no espelho
esquecendo que a Paixão é arma
que Eros lança para cegar os solitários

quem irá te amar, Narciso, menino?
quem irá cuidar de sua medonha insuficiência?
quando foi o dia que tu recebeu incondicional amor?

eu e todos nós sabemos que tu é só e voltado só para ti...
mas, mesmo assim, queremos saber se
teve alguma vez que tu fez algo para si e por ti mesmo
se teve alguma vez que não se preocupou com o que iriam pensar de você
se tu agiu e escolheu alguma coisa livre
da admiração alheia...

quando foi a última vez, Narciso, que tu foi tu mesmo?

Vice-versa

Há um vice-versa em nossos passos:
Se dançarmos juntos, nunca dançaríamos.
Digo "direita" e vou para a direita,
E você, exatamente, também.
Mas a sua é a minha esquerda,
e cada um
só
segue a si mesmo.

Não nos vemos mais.
E quando sim, é como um espelho
Em que nos vemos tão iguais,
Mas ao mesmo tempo tão inversos:
Abro minha mão direita e te mostro minha palma...
O que vejo é a tua esquerda aberta
E isso me lembra que sou canhoto,
Enquanto eu sempre te vi escrevendo com a sua destra.

Não nos encostamos mais.
E se eu te toco,
Sinto um gelado na minha pele:
Encostei num vidro...
E eu me toco
Que estou diante do liso do espelho
E eu frio.

Não tem ninguém do outro lado,
Só você.

A praga sobre a praga

I

tu vai apanhar, criança
tu vai apanhar até aprender
castigo
silêncio
mas não fome
mas não sede
mas sim privação
carência
carranca
carestia

tu vai pedir perdão
tamanho vai ser o teu desespero
mas tu não vai saber como
tamanho é o teu despreparo

vão se esfumaçar todas as tuas ilusões
e truques de mágica
vai cair no chão
o teu queixo
tamanha vai ser a pancada

tu tão cheio de papo
vai ficar sem palavras

porque os teus dados foram lançados
no dia do teu primeiro crime
agora tu vai ver o resultado
dessa arriscada aposta

II

tu não tem tantos amigos?
cadê agora os teus aliados?
pra onde foram todos esses safados?
será que eles apenas só sabiam te invejar?

por que será?
o que foi que tu fez?
o que foi que tu plantou?
por que será que são tantos frutos podres
o que você está a colher?

até outro dia tu jantava
de garfo e faca de prata
hoje tu come de colher de plástico

o que foi que te restou?
parece que só te restou
foi pagar a dívida que tu deixou

III

coisa mais linda é ver
o teu castelo de cartas

pegar fogo
após tamanha queda

todos nós ao redor
dançamos ao redor
do teu celebrado cadáver
não do teu corpo
mas do teu ego
esse que de tão cego
pra enxergar algo
precisa morrer ou ser morto
pra então nascer de novo
pra gente ver se tu dá mais sorte
após a vida depois da morte

IV

não te desejo o mal
nem gratuito sofrimento
não te quero torturado
nem que apanhe de graça

eu só quero que você aprenda
e pare
porque eu
no final das contas
te amo tanto
que desejo com todas as minhas forças
que você se foda

e então saiba
visceralmente
que é essa merda chamada
lamento
e aprenda a bendita
humildade de saber
sinceramente
o que é pedir perdão
perdão
desculpas
perdão

ou a porra que seja
que no todo
e na última instância
te sobrevenha o bem
aquele que só vem
àqueles que se cansaram de tanto sofrer

CONFESSA
CONFESSA
CONFESSA
CONFESSA
BAIXE A CABEÇA
E ASSIM FINALMENTE
CRESÇA

a ética é amiga dos que sabem o que é levar porrada

por isso eu te desejo
toda a pancada que te for
educativa e necessária
pra te destruir
pra te instruir
e te reconstruir

e assim um dia
um dia chegará
que juntos
brindando algo doce e profundo
iremos rir de tudo isso
e deixar no esquecimento
o passado infantil que ficou pra trás

mas até lá...
quem sabe em outra vida...
até lá
eu só quero que você aprenda
e pare
porque eu
no final das contas
te amo tanto
que desejo com todas as minhas forças
que você se foda

Paredes pintadas

estou triste, muito triste
triste de chorar sozinho
triste de contorcer o corpo como quem torce um pano
pra arrancar todas as últimas gotas
de olhos já vermelhos, secos e inchados
triste de já não saber que horas são
nem quanto tempo passou desde que se deitou no chão

e com muita raiva
raiva feito um bicho preso com o ódio do lado de fora
raiva de querer atacar as paredes
e tentar inutilmente rasgar toda a tinta com as unhas
arranhar tudo até ver as pontas dos dedos
em carne viva ralada e latejante
e as paredes às pinceladas vermelhas e absurdas
com a textura grosseira de casca de sangue, pele macerada
e queratina

queria poder chorar essa tristeza toda de uma só vez
se isso a esvaziasse e eu pudesse sorrir de novo depois

O meu olhar é embaçado como o que eu digo

O meu olhar é embaçado como o que eu digo.
Não vejo com os olhos, vejo com a língua.
E o que vejo a cada momento
É aquilo que antes eu já tinha previsto,
E me dou por isso muito mal.

Sei ser um tolo essencial
Como uma criança que, ao falar,
Não percebesse o que dissera deveras...
Sinto-me perdido a cada momento
Nos emaranhados embolorados do meu crânio

Creio nos meus devaneios como num pesadelo,
Porque os sinto.
E incomodado tento à toa não pensá-los
Porque sentir é o que os vivos sabem de melhor fazer...

Os pesadelos não se fazem para pensarmos neles
(Sonhar é flagrar o Desejo e o Medo transando)
Mas para vivermos eles e chorando sermos acordados...

Eu não tenho sentidos: tenho devaneios excessivos...
Se falo de tantos quereres e terrores não é porque tenha todos eles vivido,
Mas porque os sonho, e os sinto aqui estralando entre os meus ossos

Porque quem sonha nunca sabe direito porque sonha
Nem lembra tudo o que sonhou, nem o que é sonhar

Sonhar é uma infinita carência
E a suprema carência é não sonhar

Reticências

I

Eu estava calado, não escrevia.
Meu silêncio me deixava seguro,
De mim, nenhuma poesia.
Porque o que tenho a dizer agora
Vem de uma ilusão
Perigosamente verdadeira.

Mas você tinha que me instar à palavra!...
Mas tinha que pôr em minha mão esta arma!...
...tinha que pôr esses seus olhos em mim...

Vou falar nada, porém.
Pois vai ser explosivo escrever sobre...
esse... essas...
— Não direi.
Não quero demolir nossas...
Não.
Não direi mais nada.

II – Ela...

Eu vejo teus olhos me vendo
E percebo cada olhar teu.

Então leio o que tu me diz
Nas reticências dos teus sorrisos:
São pensamentos que flutuam
(escapa um aqui, escapa outro ali),
mas que não ousa pronunciar.

Eu te agradeço por se calar
e apenas sorrir daí,
porque daqui
eu não saberia não responder à altura...
E veríamos muito mais do que os nossos olhos se vendo...

E ambos não saberíamos mais o que dizer ou olhar.

III

Ouço o que eu estou pensando que você está pensando de mim...
Mas eu realmente — sei muito bem — não ouço o que você pensa aí.
A não ser... que você fale,
Lance-me aqui, com o seu pensamento.

Realmente, então, o que eu ouço é o que eu estou pensando de mim
Na sua voz imaginada aqui comigo,
Que ecoa em algum lugar entre as minhas uma boca e duas orelhas.

É...
Não falar contigo me faz falar demais...

IV – Ela...

Saiba ficar calado
Cada vez um pouco mais
Aqui ao meu lado...

Lê os meus lábios
Que te deixo parados
Falando de beijos...

Chega mais perto...
Ouve aqui baixinho:
Os meus olhos não são a porta da minha alma.
(Eu não tenho alma)
Eles são as comportas do meu corpo,
(Que é só o que eu tenho)
E ele sua, e ele sangra,
E ele molha, e ele suja.

Vê:
Os meus olhos te dizem
Também um pouco mais
Sobre todo o meu desejo
E eu os fecho pouco a pouco
Pois o querer não dura muito tempo...

Então saiba ficar calado
E mergulha um tanto mais
Aqui no meu lago...

Agora bebe os meus lábios
Porque eu te quero afogado
E sem palavras
Só beijos...

V

Eu sei ficar calado,
Mas a sua boca chama a minha ao ato:
Então falo,
Pedindo também o seu beijo.

Tento ler o seu olhar
Mas, analfabeto,
Só o vejo.
E vejo:
Como às vezes me olha,
Como às vezes se esquiva,
E como às vezes...
              sequer
                    olha.
E eu não entendo se é fúria ou se é desejo.

E quando você não me vê
Ou por vezes se esquiva
Ou distante me olha,
Ouço você me dizendo:
Me decifra ou te devoro. Sem demora!
Mas você de fato não disse nada...

E eu acabo dando mil respostas à pergunta nenhuma
E você me devora.

É...
Quando tudo não é dito, pode tudo ser ouvido.
E eu, um doente dos olhos,
Imagino de tudo do que nada sei.

Não sei ficar calado...
Acontece de minha alma ser toda feita de palavras.

VI – Ela...

Detesto você me trazer à fala.
Não vê que o nosso elo é de silêncio?
Você fala muito e isso me faz falar
Para que você se cale.
...
...
...

Sim...
É bem melhor assim...
Quando as nossas bocas se juntam
Com nenhum espaço às palavras
E os nossos olhos fechados
Nos fazem ver a nossa pele:
Cintura com cintura
E os meus seios

E as suas mãos
E os nossos beijos.

VII

Se te penso, você não ouve.
Se te amo, você não vê.
O amor está aqui dentro? Ou aí?
Nada.
Somos pele, então carne e ossos.
No peito, coração é só isso que bate,
...Às vezes mais rápido quando te vejo.
E dentro dele só há sangue em fluxo.
...Às vezes mais lento quando te deixo.

Vê?
Também não tenho alma
E sou só corpo.
Não sou um vaso vazio,
Mas um bloco vivo.
E digo:
Eu sou isto que olhas e vê passar.
Eu sou esse que fala e te faz falar.

VIII – Ela...

Pois eu te digo:
Suas palavras não te preenchem a alma que sequer tem.
Elas

Só
Te levam
De mim
Que estou
Aqui
Na sua frente.

IX

Vejo que amanhã olharei seus olhos
E com eles,
Reflexos,
Eu verei meu rosto.
E o meu rosto, neles, me parecerá terrível.

X – Ela...

Ainda que me tendo ao teu lado
Você
Só
Olha esse teto sem respostas
No alto
Escrevendo qualquer nada nessa página em branco de muitas linhas.

E você então me disse:
"Vou embora e você não vem!
Que tipo de história é essa a nossa?
De ponto final ou de reticências?"

Vejo que as linhas da nossa história
São como as linhas das nossas mãos:
Curtas, tortas e sem qualquer significado.

Porque um amor que se inventa, meu amor,
Recebe sempre um ponto final na última página.

XI

Sim, meu amor, mas eu preciso fazer mais coisas
Que eu não preciso fazer.
E eu vou embora e você não vem.
Já disse.
E eu não preciso te amar.
Amar não é coisa que se faz por dever.

Você não é nenhuma divindade,
Dessas que se amam a distância.
Então de mim não espere nenhuma súplica.
Porque de você não espero menos que simples reticências.

XII – Ela...

Não se engane.
Eu vejo como você me vê:

O que você só vê
nos meus,
são os teus olhos.

O que você só ouve
nas minhas,
são as tuas palavras.

O que você só sente
no meu,
é o seu corpo.

O que você só quer
no meu,
é o seu próprio amor.

E sim, nisso você sempre se mostrou muito bom:
maquinar, planejar, calcular...
Muito bem:
Pois receba aqui as minhas reticências...

XIII

Se o amor fosse feito só de palavras,
Os poetas seriam as pessoas mais felizes do mundo,
O mundo ainda teria todos os seus tratados de paz
E eu e você ainda estaríamos juntos.

Que é o amor sem a nossa presença?
Não acredito na romântica crença
Do amor em falta,
Dos parceiros em prantos,
No conflito, na distância.

Dois desconhecidos não se amam,
Só se estranham.
Dois estranhos só se enganam,
Não se entranham.
São tramas que não se cruzam,
Nós frouxos, corda bamba.

Nossa história parecia muito profunda,
Mas nela, feito crianças, apenas nadamos no raso.
Dissemos adeus em silêncio
Afastando-nos com desculpas esfarrapadas,
Deixando em farrapos as almas, que não temos,
E um no outro caímos em esquecimento.
Nessa vida longa, o tempo passa sem espera.
Esperei.

Mais dez mil dias de desencontros
Desenganos
Meus enganos
Por te confiar minha carne
Por te entregar os meus desejos
E porfiar os meus segredos
Mas tudo não passou de palavras... só
E nenhum amor.
...
...
...
... Pois receba aqui o meu ponto final.

Me despeço do meu velho irmão cínico

I

vem aqui seu cretino
eu falo contigo
chegou o teu dia
acabou-se faz muito tempo minha paciência
essa preciosidade que eu nem sabia que tinha
essa pérola que eu te dei só pra tu cagar em cima
agora aguenta caladinho seu macho menino
vou te dizer uma coisa

chegou o dia de receber a paga de ser o rei da porra toda
e tu vai sofrer moleque medroso
vai sofrer, porque vai sofrer as consequências
vai sofrer, porque vão emergir as evidências
vai sofrer, porque vai receber de volta o que deu
vai sofrer, pois vai colher o que enfiou na terra
vai sofrer, porque as cagadas que fez adubou o caminho por onde passou

e as tuas semeaduras vão frutificar frutas muito amargas, porque foram regadas com dez mil lágrimas de vergonha e mágoa
vai sofrer, porque esse é o movimento natural das coisas
e vai sofrer sozinho...

vai sofrer sozinho...
sozinho...
porque não soube cuidar de nenhum amigo...
e vai sofrer...
vai sofrer sozinho...
sozinho...

e eu só espero que tenha a força de resistir ao impulso crítico
e tu suporte o teu próprio peso e não desista
e aprenda a principal coisa que o fundo do poço ensina

II

uma coisa é certa
tu vai se acabar
por ti mesmo
doente de si mesmo
viciado nas tuas mesmíssimas mesmidades
egoísticas
de quem passou
todo o tempo do tempo do todo
num eterno retorno
na dança da cobra que engole a própria calda
em constante metamorfose...
mas só da capa!

você pregava que assim de nós se alimentava
todo o tempo o tempo todo
para poder nos libertar

libertar... de quem? se era tu o predador
se nos teus volteios de palavras tu não passava
da besta tóxica e insaciável de almas
que de tanto devorar só crescia
e nem em si mesma não mais cabia

mas come sim fera, incha
irá chegar o dia que tu vai se autodestruir
implodida pelas tuas mentiras

III

ah a ironia da existência...
a eterna ironia de quem detesta é retornar sempre ao que tanto despreza...

a ironia das espirais do espaço-tempo me retornará a ser eu quem vai ter que te buscar...
e lá irei eu queimando uma chama negra de revolta
mas resoluta no meu compromisso com a Imensidão
de engolir o meu orgulho pra te dar a mão
está escrito
o que vou dizer agora acontece, aconteceu, acontecerá
isso hoje, isso ontem, isso amanhã:

te olhar a cara inchada e te estender minha mão calejada
e como dói sentir em mim tão aversivo toque...
nojo de pegar nesse bosta coitado que agora não tem ninguém

e eu te puxar apontando uma rota para fora
eu te tirar do fundo do poço que tu mesmo cavou
eu xingando e reclamando de tão imundo trabalho
pelo simples fato de mais uma vez estar perto de ti

e eu a detestar ser a última face que tu viu ao vislumbrar as sombras lá de baixo
logo a minha face toda feita de breu e de mágoa
a refletir tudo aquilo que tu sempre se recusou a ver

mas me resigno e mesmo te amaldiçoando te levanto
pois eu sei que sou uma ínfima ferramenta na Imensidão...
sou um espelho preto e todo rachado
refletindo tudo aquilo que você, seu velho egoísta e ingrato
que se acha demais todo cheio dos direitos
só porque nasceu com um caralho pra fora no meio das pernas
grande merda
moleque menino machinho mimado
que esconde a cara de medo por trás da barba
que não aguenta ficar uma noite no escuro sozinho

sou o espelho preto que tu não quis ver os riscos que fez
e então se esqueceu, mas que continuam lá
eu vou te falar:
as marcas que tu deixou em mim e em todas nós
tu diz que é problema nosso...
sempre arrotou esse ditado como se fosse uma lei da natureza e não tivesse sido inventada:

"o que importa antes de tudo não é o que fizeram com você, mas o que você vai fazer com o que fizeram com você"

o velho que amava dizer isso era um safado que não se importava com nada
se não com o cafezinho que ia ser servido pela sua escravizada
e ele pra não sentir a culpa da mágoa
jogou toda a carga nas costas da desgraçada
como se ele nunca tivesse feito nada
um cínico filho da puta tão fraco que não aguenta sentir a vergonha
das suas próprias cagadas
eu te pergunto seu moleque:
O QUE É QUE VOCÊ VAI FAZER COM O QUE VOCÊ FEZ COM TODAS NÓS?!
O QUE É QUE VOCÊ VAI FAZER COM O QUE NÓS VAMOS FAZER CONTIGO?!

mas tudo isso acaba sendo muito engraçado...

às vezes eu acho que o poço fundo onde tu foi cair acabou sendo o teu refúgio...
tu não tropeçou e caiu... tu se jogou desesperado, despreparado
SEM SABER O QUE FAZER COM O QUE VOCÊ MESMO FEZ CONSIGO!
essa toca escura e solitária não passou de um esconderijo...

eu sempre soube que a nossa Luz é o teu pior veneno...
na luz eu e você enxergamos essa tua cara desgastada
toda cheia de rugas e de terrores infantis...

IV

vem... vem cá seu desgraçado, infeliz, seu lixo...
vem... pega minha mão, o caminho é por ali...
o monturo que vamos chamar de casa é menos pior do que esse poço solitário...
pelo menos no lixão há outros porcos como você...
pelo menos lá tu estará em companhia de semelhantes

agora vai embora! vai... vai comer carniça e restos, seu cuzão!
te junta aos teus nessa montanha de porcaria onde tu aprendeu a escalar e caminhar!
vai! te alimenta de sobras...
nutre esse teu buxo inchado minimamente...

chegará o dia então do teu renascer...
será quando tu se lembrará do que tu fez
e vai se questionar o porquê de tamanha estupidez

nesse dia eu espero estar bem longe
muito longe
tão longe
eu já tão distante num belo horizonte
que não vai fazer o menor sentido eu olhar para trás
tu não será nem mesmo um pontinho turvo na paisagem
nem isso, nem nada
tu será uma pedra que eu esqueci na estrada
tu perderá o sentido, não irá ser porcaria nenhuma
tu será um espirro que dei, uma tosse qualquer
tu não passará de uma dor de barriga que me ensinou sobre o que tenho alergia

V

hoje eu tenho a alegria da passagem
do Passado passado
do Futuro construído
do Presente contínuo e amado

cruzei dez mil encruzilhadas
dobrei quarenta mil esquinas
atravessei cento e sessenta mil margens
fazendo aquilo que faço de melhor
que é buscar de volta os perdidos como você
que eu já nem lembro mais o nome
que já relevo por tudo que fizeste
pois no final, agora, ser tão irrelevante

saiba de um fato:
quando chegar teu dia de precisar de mim e me buscar
estarei tão ocupada e tão bem ocupada e preenchida
que tu receberá minha dispensa por um mensageiro

e tudo isso aqui narrado
é
já foi, vai ser, já havia sido
tudo isso
assim seja
porque de você já chega
de você já estou, já fui e já estarei mais do que enjoada
e lembra:
tudo no cosmos morre
inclusive eu e você

O seu passado te consagra

ah caminho das pedras
o que você me ensinou?
eu já te caminhei de trás pra frente
tanto é que
até de costas eu já te fiz de frente pra trás

caminho das pedras eu te digo
hoje eu te domino
e escolho muito bem onde que eu piso
até contigo eu brinco
enfileirando tuas peças em dominós

nem de mim nem de ninguém eu sinto dó
pois sei que cada um que cai pode ficar de pé
e por isso mesmo sigo sem medo de cair
hoje eu sei muito bem onde quero parar
hoje eu não caminho mais só
hoje eu sei o meu propósito e onde é meu lar

minha casa é aqui

onde eu não me sinto só
e descalço os meus pés
onde suave posso dormir
e bem alto eu posso cantar

onde livres fazemos amor
e soltamos o sonho no ar
onde consigo ser meu próprio mim

meu caminho das pedras você é meu
sou eu que te faço
você é o que eu faço
do que tenho ao meu redor
faço das pedras minhas aprendizagens

porque
tudo faz parte, tudo ensina, tudo agrega
tudo gera uma experiência
até as pedras do caminho
principalmente
do caminho, as pedras

então caminha
porque o seu passado te consagra